Hexenkosmetik

Herstellung: Books on Demand GmbH

ISBN 3-8311-3495-2

http://www.hexenkosmetik.de

Dank und Widmung

Dieses Büchlein ist den vielen, namenlosen Frauen und Männern gewidmet, die seit dem Mittelalter in ihrem Bemühen, der leidenden Menschheit zu einem besseren Leben zu verhelfen, dem Foltertod durch die Inquisition zum Opfer fielen.

Aber ich möchte auch diejenigen nicht unerwähnt lassen, die sich bemühen, das alte Wissen in der Gegenwart am Leben zu halten und weiterzugeben.

Und nicht zuletzt danke ich Jean Pütz und Christine Niklas, die mich vor mehr als zehn Jahren mit ihrer ersten Hobbytheksendung anregten, mich mit Kräuterkosmetik zu befassen.

Aylannha

Warum Hexenkosmetik?

Hexen waren und sind weise Frauen, die ihre Kraft aus der Natur ziehen. Sie nutzen Kräuter, Wurzeln und andere Dinge, um daraus heilkräftige Salben, Pasten und Tränke zu machen.

Die weisen Frauen – oder Hexen – der früheren Zeiten übten das aus, was man heute Erfahrungsheilkunde oder Volksmedizin nennt. Diesen Begriffen haftet nach wie vor etwas von Dilettantismus an und sie werden in der Schulmedizin häufig mit Herablassung benutzt.

Doch so laienhaft kann das alles nicht sein, denn das berühmte Schmerzmittel „Aspirin" zum Beispiel wurde schon in vorgeschichtlicher Zeit in Form von Weidenrindenextrakten zur Schmerzstillung benutzt. Und so geht es heute mit vielen anderen Wirkstoffen, die, wiewohl seit Jahrhunderten von „Hexen" verwendet, erst in der Gegenwart von der Pharmakologie und Kosmetikindustrie „entdeckt" werden.

Bereits im Mittelalter gab es eine Trennung zwischen Ärzten und „Heilpraktikern". Es gab den „Bader", es gab den studierten „Medikus", und für die ganz armen Leute gab es die „Kräuterweiblein" oder „Heilkundigen", die den Menschen mit dem, was ihnen Mutter Natur zur Verfügung stellte, halfen.

Seit dem ausgehenden Mittelalter wurden die weisen Frauen dann immer mehr mit Teufelsanbetern in Verbindung gebracht und verfolgt und die Bezeichnung „Hexe" wurde zum Schimpfwort. In einer Zeit, in der es keine Verhütungsmittel gab, da Beischlaf als Sünde galt, die nur dann läßlich war, wenn sie zur Zeugung eines Kindes führte, stellte das uralte Heilwissen der Hexen eine große Bedrohung für den frauenfeindlichen Sittenkodex der katholischen Kirche dar und sie wurden in zunehmendem Maße „kriminalisiert".

Nicht nur Empfängnisverhütung sondern auch Abtreibung war und ist mit Hilfe von Kräutern möglich. Und in einer Zeit, in der die Frau an sich schon als Ausgeburt der Sünde galt – hatte doch Eva an der Vertreibung aus dem Paradies schuld – fühlte sich natürlich der Klerus durch die Verschwisterung der Frauen bedroht.

Auch die Ärzte sahen (und sehen heute noch) in den Hexen und Heilerinnen eine große Konkurrenz. War im Mittelalter die Schulmedizin durch christliches Gedankengut geprägt, ist es heute eine tiefgehende Wissenschafts- und Fortschrittsgläubigkeit, die einen vorurteilslosen Umgang mit der Volksheilkunde verhindert.

In der heutigen Zeit wenden sich immer mehr Menschen – und nicht mehr nur überwiegend Frauen – dem alten Wissen von Kräutern zu.

Viele der alten „Zaubersalben" finden sich heute in sehr ähnlicher Zusammensetzung als teure Präparate in den Regalen der Kosmetiksalons.

Damals wie heute waren die HerstellerInnen bemüht, ihre besonders erfolgreichen Rezepte geheimzuhalten, und wenn diese Anleitungen schriftlich niedergelegt wurden, geschah es häu-

6

fig in verschlüsselter Form. Sieht man sich diese „Zauberformeln" einmal näher an, ist es mit etwas Wissen über Phytologie und Kochtopfchemie recht einfach, sie zu entschlüsseln.

In diesem Buch soll versucht werden, die Synergie aus uralter Kräuterlehre und modernem Wissen herzustellen.

Jahreszeiten

Der Zyklus des menschlichen Lebens wird zu recht immer wieder als Jahr dargestellt.

Kindheit und Jugend – Frühling

Erwachsenenalter – Sommer

Reife – Herbst

Alter – Winter

Das trifft natürlich auch auf unser größtes Organ, die Haut zu.

Die menschliche Haut, und hier insbesondere die Gesichtshaut, ist vielen Umwelteinflüssen ausgesetzt, dem austrocknenden Wind, brennender Sonne, verstopfendem Staub, Nässe, Eis, Schnee und Kälte.

In Kindheit und Jugend, dem Frühling des Lebens, macht das unserer Haut kaum etwas aus. Doch mit zunehmendem Alter verlieren die Hautzellen ihre Fähigkeit, Feuchtigkeit zu binden. Auch die Funktion der Talgdrüsen vermindert sich. Die Haut wird mit den Jahren trockener und neigt zur Faltenbildung. Im Alter kann dann die Haut auf sich allein gestellt fast keine Feuchtigkeit binden und es zeigt sich die Pergamenthaut.

Der Feuchtigkeitsverlust des Gewebes muß durch Hautpflegemittel verringert oder verhindert werden. Und das sollte schon im jugendlichen Alter beginnen.

Eine Hautpflege muß natürlich nicht nur auf das Alter der Haut abgestimmt sein, sondern auch auf die Jahreszeit.

So, wie wir uns dem jeweiligen Wetter entsprechend anziehen, braucht auch unsere Haut eine Pflege, die auf das jeweilige Wetter und die jeweilige Jahreszeit abgestimmt ist.

Eine Hautpflege, die auf die Jahreszeiten eingeht, gibt unserer Haut genau die "Kleidung", die sie braucht, um gegen die Umwelteinflüsse des Klimas gewappnet zu sein und den Streß durch Witterungsbedingungen zu vermeiden.

Rhythmen, die unser Leben bestimmen

Das Leben auf unserem Planeten beinhaltet eine große Zahl von biologischen Uhren bzw. Zyklen. Der Mensch als anpassungsfähiges Wesen stellt seine inneren Uhren nach den äußeren, ursprünglich kosmischen, Taktgebern ein und lebt seit Jahrtausenden sehr erfolgreich damit. Wir spüren sehr wohl den Einklang mit dem Kosmos, die natürlichen Schwingungen bringen Ruhe und einen geordneten Ablauf in unser Leben, sie beeinflussen uns positiv. Und trotzdem versuchen wir ständig, unsere Natur mit Gewalt in andere Abläufe zu zwingen, obwohl wir es besser wissen.

Tagesrhythmus

Ein recht kurzer Lebensrhythmus ist der Tageslauf, bedingt durch den Lauf der Sonne, Helle und Dunkelheit, Tag und Nacht. Nicht nur Schlaf- und Wachzustand, Aktivität, Hunger und Verdauung unterliegen diesem Ablauf, sondern auch die Ausschüttung endokriner Stoffe und die Körpertemperatur. Durch Nachtarbeit oder Flugreisen (Jet-Lag) kann der Rhythmus durcheinander geraten. Die inneren Uhren laufen dann noch nach dem alten Rhythmus und brauchen einige Zeit, um sich umzustellen. Schlaf- und Verdauungsstörungen sind die Folge und das Wohlbefinden nimmt ab.

Der Tagesrhythmus spielt aber auch beim Auftreten und in der Therapie von vielen Krankheiten eine Rolle. Blutdruck- und Asthmamittel haben zum Teil von der Tageszeit abhängig ganz unterschiedliche Wirkungen. Auch die Nebenwirkungsrate kann stark mit der Uhrzeit schwanken.

Wochenrhythmus, Mondkalender

Diese Vorgänge spielen eine sehr große Rolle bei Anpassungsvorgängen an physikalische Reize bei Heilbehandlungen (Kälte, Wärme, Wasser, Bestrahlung, Seehöhe).

Erholungsphasen im Urlaub folgen z.B. Wochenrhythmen. Häufig gibt es im Urlaub am dritten Tag besonders häufig Streit, Erschöpfung oder kleine Blessuren.

Bei längeren Kur-Aufenthalten, Diäten und Trainings wird häufig in der dritten Woche kein Fortschritt erzielt. Danach geht es wieder besser.

Muskelkraft, Koordination, Körperbeherrschung werden nicht kontinuierlich aufgebaut. Ermüdungsreaktionen, Veränderungen im Blutbild und in der Muskel- und Kreislaufkondition verhindern dies. Nach einem oder zwei Tagen Trainingspause kommt es zu weiterer Aufbau.

Solarer oder jahreszeitlicher Rhythmus

In der Tierwelt zeugen Winterschlaf und Vogelzug von der Sensibilität der Wirbeltiere für die Jahreszeiten. Der Mensch hingegen soll und muß seine Funktionen unabhängig davon erfüllen, er darf sich nicht auf diese Rhythmen der Natur einlassen.

Tatsächlich sind jedoch Lichteinfall, Außentemperatur, Luftdruck, Magnetismus und die elektrische Ladung der Luft jahreszeitabhängige Variablen, die sich bei den meisten Menschen auf Befindlichkeit, Arbeitsleistung und Schlafbedürfnis auswirken.

Aber auch wesentlich kompliziertere Vorgänge unterliegen jahreszeitlichen Schwankungen. UV-Empfindlichkeit der Haut ist im Winter, Kälteempfindlichkeit im Sommer stärker ausgeprägt. Die vegetative Funktionsrichtung des Organismus ist im Winter und Beginn des Frühjahrs mehr auf Wachstum (Gewichtszunahme), sonst mehr auf Arbeitsleistung (Gewichtsabnahme) ausgerichtet. Dementsprechend können Kurerfolge und Langzeitheilungen besonders im Frühsommer erzielt werden. Gewichtsreduktion findet häufiger von April bis September statt, während der Blutdruck durch Kurmaßnahmen besonders gut von September bis März reduziert werden kann.

Die Haut in den Jahreszeiten

Sonnenschein, Regen, Hitze, Kälte, all dies trifft zuerst unsere Haut. Sie ist allen Unbilden des Wetters ausgesetzt. Zwar tut unsere Haut ihr Bestes, um sich selbst zu schützen, doch sollten wir ihr so gut es geht dabei helfen.

Bestimmte Dinge „weiß man natürlich" – wie z.b. daß längerer ungeschützter Aufenthalt in der Sonne zu Sonnenbrand führt, oder daß die Haut Frostschäden erleidet, wenn sie zu lange starker Kälte ausgesetzt ist. Dies sind aber Extremsituationen. Ein „Bißchen" davon über einen längeren Zeitraum hinweg kann genau so viel Schaden anrichten.

Setzt man die ungeschützte Haut längere Zeit sehr trockener Luft aus, leidet sie ebenso wie bei ständiger Einwirkung von Wasser. Wir müssen also darauf achten, daß wir unsere Haut bei ihren nächtlichen „Reparatur- und Wartungsarbeiten" unterstützen und die nächtliche Arbeit nicht durch Achtlosigkeit tagsüber wieder zunichte machen.

Eine vernünftige Hautpflege sollte also sinnvollerweise den Jahreszeiten angepaßt werden. Bei trockener Kälte im Winter braucht Haut eine andere Pflege als in der feuchten Jahreszeit, und im Spätfrühling bis in den Herbst hinein darf zum Beispiel ein Schutz vor Sonnenstrahlen nicht vernachlässigt werden.

Der Tageslauf der Haut

Der Zustand der Haut ändert sich im Tageslauf ständig. So wie der gesamte Organismus biologischen Rhythmen unterliegt, hat auch unsere Haut einen bestimmten Rhythmus. Und wenn wir unserer Haut eine optimale Pflege angedeihen lassen wollen, sollten wir ihren täglichen Arbeitsplan kennen.

Gleichgültig, ob wir noch schlafen, bereits aufstehen oder nach einer Party erst zu Bett gehen, unsere Haut macht sich an frühen Morgen zwischen 05.00 Uhr und 08.00 Uhr für einen weiteren Arbeitstag bereit.

Endokrine Drüsen beginnen mit der Ausschüttung bestimmter Hormone, um die Schutzfunktionen der Haut in Gang zu setzen. Die Zellteilung verlangsamt sich, die Absorptionsfähigkeit nimmt ab.

Und weil die Haut sich nun vor Umwelteinflüssen schützt – und somit weitgehend "dicht macht" gegen Substanzen von außen – wird sie auch stark wirkende Cremes oder Masken morgens nicht besonders gut aufnehmen uns sie nicht in die tiefer liegenden Hautschichten eindringen lassen.

Die Haut liebt aber am Morgen eine kalte Dusche, die ihr sozusagen beim Aufwachen hilft und belohnt das mit frischem rosigen Aussehen, das den ganzen Tag anhält.

Eine leichte, kühle, viel Feuchtigkeit enthaltende Creme ist am Morgen das Beste.

Da sich morgens die Blutzirkulation in der Haut intensiviert und die Menge aktiver Substanzen steigt, ist die Haut um diese Zeit empfindlicher, als in den Abendstunden.

Am Morgen beginnen sich die Blutgefäße zu verengen, der Druck des Blutes in ihnen steigt, und die Gefäßwände werden gegenüber inneren und äußeren Einflüssen sehr empfindlich. Bäder, Sauna oder Dampfbad schaden in dieser Zeit.

Vormittags beginnt die Hauptaktivität der Talgdrüsen und die Haut beginnt zu glänzen.

Ab Mittag fällt der Blutdruck, die Haut wird müde, ihr Tonus läßt nach und Falten werden deutlicher. Dies kann man abmildern, in dem man nach dem Essen eine halbe Stunde ruht oder an der frischen Luft spazieren geht. Ist das nicht möglich, entspannen Sie sich wenigstens etwas im Sitzen und machen Sie die kleine am Ende des Buches beschriebene Meditationsübung.

Am Nachmittag machen die Hautzellen dann endgültig „dicht". Aktive Substanzen haben fast keine Chance, in die Hautzellen einzudringen. Die Effizienz von Cremes, die um diese Zeit auf die Haut aufgetragen werden, nimmt um 70 % ab. Eine kosmetische Behandlung oder auch nur eine Maske haben kaum Wirkung.

Nach dem Streß des Tages ist die Haut dann am späten Nachmittag bereit zur Restauration. Dies ist die beste Tageszeit für die Hautpflege. Säubern, Masken, Peeling, Straffen, all diese kosmetischen Verfahren sind jetzt am effektivsten.

Wenn Sie sich die Zeit für diesen „Luxus" Spätnachmittags nicht nehmen können oder wollen, sollten Sie wissen, daß selbst eine einfache Nährcreme um diese Zeit wundervolle Ergebnisse bringt.

In den Abendstunden ist die Haut dann bereit, die im Laufe des Tages aufgenommenen toxischen Substanzen auszuleiten. Durch ein entspannendes Bad oder einen Saunagang können viele Schlacken aus dem Körper geholt werden, ein Peeling hat um diese Zeit eine gute Wirkung. Nach einem Bad sollten Sie die Haut mit viel Feuchtigkeitsmilch eincremen, da sie sonst austrocknet und sich zu schuppen beginnt.

Am späten Abend beginnt die aktivste Periode unserer Haut. Reparatur und Teilung der Epidermiszellen ist nun besonders stark. Und um diese Zeit assimiliert unsere Haut nahezu vollständig die biologisch aktiven, nährenden und Feuchtigkeit zuführenden Substanzen, die in Kosmetikpräparaten enthalten sind.

Diese Aktivitäten der Haut werden empfindlich gestört, wenn man nach 22.00 Uhr noch zu Abend ißt. Es verdirbt den Teint und die Bildung von Mitessern wird angeregt. Das liegt daran, daß der menschliche Organismus aufhört, Verdauungsfermente zu produzieren und der Tonus des Darms nachläßt. Als Ergebnis kann Essen nur schwer verdaut werden, zerfällt also statt dessen und vergiftet den Organismus mit Toxinen. Diese Toxine kann man aber durch Kräuter-tee neutralisieren. Und – da hatten unsere Großmütter recht – das beste Schönheitsmittel ist der Schlaf vor Mitternacht.

Die Jahreszeit-Typen der Haut

In der Farbberatung für Kleidung und dekorative Kosmetik wird zwischen den Jahreszeiten für den einzelnen Typus unterschieden. Das kann man auch auf die Haut anwenden. Abgesehen von den Lebenszyklen der Haut (siehe das Kapitel über die Jahreszeiten), gibt es auch die verschiedenen Hauttypen, die durchaus den vier Jahreszeiten entsprechen. Der Frühlingstyp ist dabei der robusteste und der Wintertyp der empfindlichste.

Die Frühlingshaut

Der Frühlingstyp hat gewöhnlich eine recht robuste Haut, die allerdings leicht fettet und zu Unreinheiten neigt. Die Haut fühlt sich warm an und ist fast nie trocken.

Die Sommerhaut

Der Sommertyp hat eine leicht bräunliche Mischhaut. Die Haut fühlt sich warm an und ist teilweise etwas trocken.

Die Herbsthaut

Der Herbsttyp hat eine kühle, trockene Haut, die sehr rein ist. Diese Haut braucht Feuchtigkeit und Sonnenschutz, damit die ersten Fältchen nicht zu früh kommen.

Die Winterhaut

Der Wintertyp hat eine kühle Haut, die zwar nicht übermäßig trocken, dafür aber recht dünn und empfindlich ist. Diese Haut braucht sehr viel Pflege, da sie stark zu Faltenbildung neigt und leicht geschädigt wird. Hier besteht eine sehr hohe Empfindlichkeit gegenüber Sonne.

Elemente

Die Jahreszeitentypen der Haut lassen sich mit den vier Elementen Luft, Feuer, Erde und Wasser der Säftelehre der Hippokratischen Schule in Verbindung bringen.

Jahreszeit	Element	Farbe / Saft
Frühling	Luft	Rot
Sommer	Feuer	Gelb
Herbst	Erde	Schwarz
Winter	Wasser	Weiß

Die vier Säfte Blut, Schleim, gelbe und schwarze Galle im Körper im Gleichgewicht sein. Verschiebt sich das Gleichgewicht zugunsten eines dieser Stoffe, so erkrankt der Mensch. Ähnlich ergeht es auch der Haut. Um die Balance der Haut zu erreichen, muß durch die entsprechende Pflege Mangel ausgeglichen oder Überschuß weggenommen werden.

Um das Gleichgewicht, wenn es dann erreicht ist, zu erhalten, muß die Hautpflege auf den Jahreszeiten (Element-) – Typ abgestimmt werden. Dies geschieht mittels der entsprechenden Pflanzenextrakte.

Pflanzen und Jahreszeiten

Pflanzen werden je nach dem benötigten Pflanzenteil zu unterschiedlichen Jahreszeiten gesammelt. Dabei kommt es darauf an, daß der jeweilige Teil der Pflanze zu der Zeit geerntet wird, zu der er über die größte Kraft verfügt.

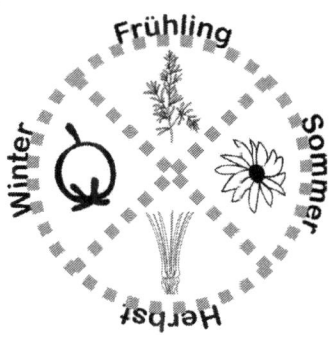

Sprosse, Blätter und Triebe haben die größte Kraft im Frühjahr, wenn sich die Pflanze auf das Erblühen vorbereitet. Blüten sammeln im Sommer Kraft, um die Samen hervorzubringen. Wurzeln sammeln im Herbst Kraft, um den Winter und die dunklen Tage zu überleben. Samen bewahren den Winter über die Kraft, die sie zum Keimen für den Frühling brauchen.

Pflanzen und ihre Wirkung

Pflanzen als Heil- und Schönheitsmittel sind so alt wie die Menschheit. In den letzten Jahrzehnten wurden sie von neuen Medikamenten und Wunderpräparaten abgelöst, vieles aus der Volksheilkunde erlebt jedoch in unseren Tagen eine Renaissance.

Die im Folgenden beschriebenen Pflanzen dienten seit Jahrhunderten sowohl als Arznei als auch als Schönheitsmittel.

Die Pflanzen

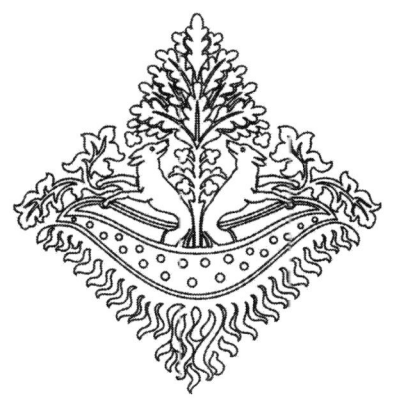

Alant

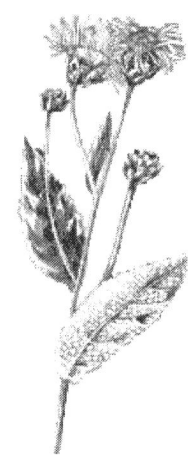

inula helnium/ graveolens

Alantwurzelöl riecht kräftig holzig-erdig, sein Duft erinnert etwas an Honig und Ambra.

Alant ist eine Heilpflanze mit uralter Tradition, die schon im alten Griechenland, in Rom und im Mittelalter bekannt war. In den Zeiten der großen Seuchen stellten Heilkundige einen Alantwein her ("St. Pauls Arznei"), der die Pest besiegen sollte. Alantextrakte und Alantöl werden heute in Kosmetika gegen Akne und zur allgemeinen Schönheitspflege eingesetzt. Die Inhaltsstoffe des Alant wirken vor allem antiseptisch.

Alte magische Eigenschaften

Seit der Antike wurde Alant benutzt, um böse Geister auszutreiben, bzw. gar nicht erst ins Haus kommen zu lassen. Alantblätter auf der Bettwäsche sollten keusch machen.

Typ:	Form:	Verwendung:
Sommer	Öl	Tagescreme

Arnika

arnica montana

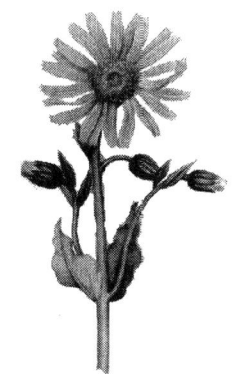

Arnikablüten werden zu einer Kräuteressenz verarbeitet, die als entzündungshemmendes Mittel bei Rheuma, Verstauchungen oder als Gurgelmittel verwendet wird.

Hildegard von Bingen empfahl Arnika „bei äußeren Verletzungen, z.B. durch Eisen, bei Geschwüren, Flecken und Blasen zwischen Haut und Fleisch". Ein Text aus dem 15. Jh. weist auf Arnika als Abtreibungsmittel hin: "... eine Frau nehme Arnika und sieben Pfefferkörner und zerstoße sie zusammen und trinke das mit gutem, altem Wein, bevor sie nachts schlafen gehen will. Es wird kommen."

Alte magische Eigenschaften

Am besten soll Arnika wirken, wenn sie an Johannis gesammelt wird. Legt man sie unter das Dach oder hängt sie in der Stube auf, soll sie vor Blitzschlag und Werwölfen schützen.

Typ:	Form:	Verwendung:
Sommer	Kräuteressenz	Nachtcreme

Augentrost

euphrasia officinalis

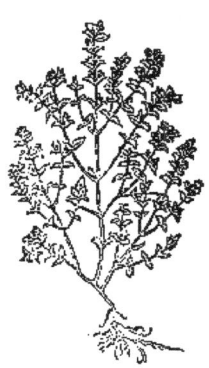

Die Adstringenzien, die in der Pflanze enthalten sind, führen zur Bildung einer Schutzschicht auf Schleimhäuten, so daß Augentrost hilfreich ist bei Bindehautentzündungen, tränenden Augen und durch Allergien gereizten Schleimhäuten. Angeblich brachte die Beobachtung von Vögeln, die diese Pflanze benutzen, um die Augen der Jungen zu reinigen, die Kenntnis der Verwendung.

Alte magische Eigenschaften

Augentrost wurde seit jeher die Fähigkeit zugeschrieben, hellsichtig zu machen und die Wahrheit erkennen zu können.

Die Hirten glauben, daß der Augentrost dem Weidevieh die Milch entzieht.

Typ	Form	Verwendung
Winter	Kräuteressenz	Augencreme

Avocado

persea americana

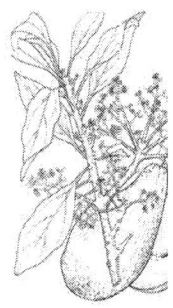

Die eßbaren, birnenförmigen Früchte des Avocadobaumes enthalten bis zu 25 % Öl. Avocadoöl wird benutzt, um die Haut vor dem Austrocknen und spröde werden zu schützen und hat eine günstige Wirkung bei trockener und schuppender Haut. Avocadoöl beschleunigt die Schorfbildung und Vernarbung von Wunden.

Avocadoöl eignet sich zur erhaltenden Pflege jeden Hauttyps, ebenso zur Pflege von Kopfhaut und Haar jeden Typs. Die hautpflegenden Eigenschaften des Öls können durch Zufügen ätherischer Öle gezielt auf den individuellen Hauttyp abgestimmt werden.

Alte magische Eigenschaften

Der Genuß von Avocados galt bei den Azteken als Anregung der Lust. Trägt man den Kern der Avocado bei sich, vergeht die Schönheit nicht.

Typ	Form	Verwendung
ganzjährig	Öl, frische Frucht	Tagescreme, Nachtcreme, Maske

Beifuß

artemisia vulgaris

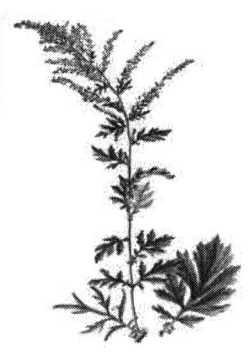

Beifuß wurde schon in der Antike als Heilkraut genutzt. Plinius der Ältere schrieb, Wanderer würden nicht ermüden, wenn sie sich die Pflanze ans Bein bänden – siehe auch der deutsche Name "Beifuß". Die Chinesen benutzen noch heute ein zusammengerolltes Beifuß-Blatt gegen Nasenbluten. Beifuß ist eine der ältesten Heilpflanzen und kann eingesetzt werden, um die Durchblutung zu verbessern, besonders um den Heilungsprozeß bei Zerrungen, Verstauchungen zu fördern.

Alte magische Eigenschaften

Beifuß gilt als Schutzkraut: "Wer Beifuß bei sich trägt, ist sicher vor Gift, wilden Tieren und Sonnenstich". Er wird als Schutzräucherung verwendet. Über die Eingangstüre gehängt vertreibt er Feinde.

Typ	Form	Verwendung
Sommer	Öl	Nachtcreme

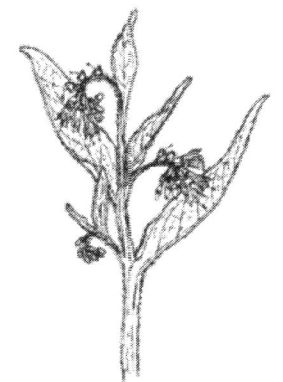

Beinwell

symphytum officinale

Seit alters her wird die Wurzel als Mittel gegen Entzündungen verwendet. Beinwell wurde auch gern bei Prellungen, Zerrungen, Verstauchungen und nach Knochenbrüchen benutzt. Die Pflanze lindert Schwellungen und hilft bei Krampfadern, Ekzemen und Akne.

Alte magische Eigenschaften

Schützt den Körper auf Reisen vor Verletzung und die persönlichen Besitztümer vor Diebstahl.

Typ	Form	Verwendung
Herbst	Kräuteressenz	Nachtcreme

Bergamotte

citrus bergamia

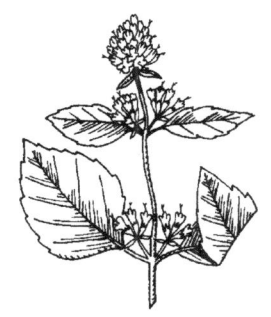

Die Bergamotte stammt ursprünglich von den Kanarischen Inseln und ist eine Kreuzung von Bitterorange und Zitrone. Das grünliche Bergamotteöl riecht frisch-fruchtig und sanft blumig. Anwendungsbereiche sind Ekzeme, Psoriasis, Herpes labialis, Akne, entzündete Haut.

Alte magische Eigenschaften

Bergamotte bringt Klarheit und Reinheit an die Oberfläche jeglicher Situation.

Typ	Form	Verwendung
Winter	Öl	Nachtcreme

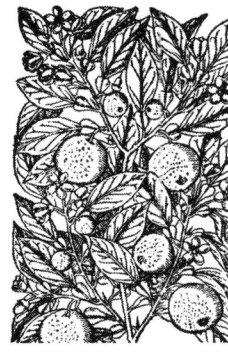

Bitterorange

citrus aurantium

Neroli, das Öl aus den Blüten der Bitterorange, wird wegen seiner hautpflegenden Qualitäten geschätzt. Es regt das Wachstum neuer, gesunder Zellen an und besitzt eine gewisse verjüngende Wirkung. Es ist für alle Hauttypen geeignet, aber insbesondere bei trockener und empfindlicher Haut angezeigt.

Alte magische Eigenschaften

Orangen wurden von den Chinesen als Symbol für Reichtum angesehen. Ein Absud von Orangenblüten soll Lust erzeugen.

Typ	Form	Verwendung
Frühling	Öl	Nachtcreme

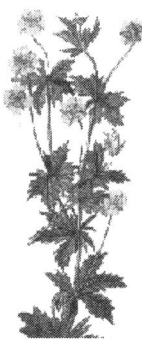

Blutwurz

potentilla erecta

Blutwurz wird aufgrund ihres hohen Gehaltes an Gerbstoffen als Adstringens verwendet. Sie hat antimikrobielle, antihypertensive, immunstimulierende und antivirale Wirksamkeit. Die Pflanze wird bereits seit dem Altertum bei schlecht heilenden Wunden, Erfrierungen und Verbrennungen eingesetzt und ist bei den Hippokratikern beschrieben worden. Auch die heilige Hildegard von Bingen verwendete dieses alte Volksheilmittel.

Alte magische Eigenschaften

Diese Pflanze wurde auch Teufelsabbiß genannt, weil es hieß, der Teufel beiße alle sieben Jahre die Wurzel ab. Sie gilt als hervorragendes Mittel gegen Furcht, neidischen Blick und böse Dämonen. Wer am Johannistag vor Sonnenaufgang die Pflanze sammelte und bei sich trug, der hatte Glück, insbesondere in der Liebe.

Typ	Form	Verwendung
Sommer	Kräuteressenz	Tagescreme, Aftersun

.

Borretsch

borago officinalis

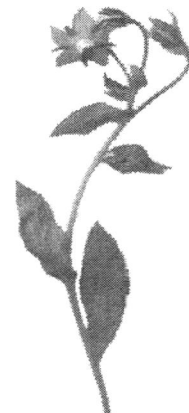

Borretsch stammt aus dem Mittelmeerraum, besitzt entzündungshemmende Eigenschaften und mindert den Juckreiz.

Die Pflanze kann Ekzeme lindern und vermindert abnormale Zellentwicklung.

Junge, frische Borretschblätter enthalten viel Vitamin C und können zusammen mit Zwiebeln und Dill auch als Frühlingssalat zubereitet werden.

Alte magische Eigenschaften

Borretschblüten machen mutig und schützen im Freien vor Angriffen.

Typ	Form	Verwendung
Herbst	Öl	Tagescreme

40

Brombeere

rubus fructicosus

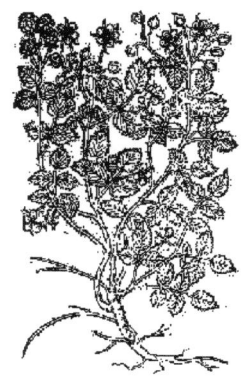

Die Brombeere ist eine der ältesten Heilpflanzen überhaupt und wird bereits seit der Steinzeit verwendet. Blätter und Früchte gelten schon seit Jahrhunderten als Heilmittel bei Blutungen, Durchfällen und Zuckerkrankheit. Sie wirken keim- und pilztötend. Kräuteressenz oder Tee aus Brombeerblättern hilft bei Ausschlägen und Flechten.

Alte magische Eigenschaften

Verbrennungen wurden durch keltische Druidinnen geheilt, in dem sie neun Brombeerblätter in Quellwasser tauchten, auf die verbrannte Stelle legten und zu jedem Blatt drei mal folgenden Spruch sagten:

Drei Göttinnen kamen von Ost
Eine mit Feuer, zwei mit Frost
Aus das Feuer, hinein der Frost.

Typ	Form	Verwendung
Winter	Kräuteressenz	Tagescreme

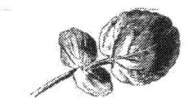

Brunnenkresse
nasturtium officinale

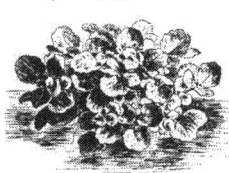

Brunnenkresse war vermutlich schon in vorgeschichtlicher Zeit in Gebrauch. Funde von Stengeln und Blättern bei Hallstatt deuten darauf hin. Aus antiker Zeit sind Abbildungen bei Plinius überliefert. Angewandt wurde die Brunnenkresse gegen Skorbut, Katharre der oberen Atemwege, Appetitlosigkeit und Verdauungsstörungen. In Nordostitalien werden die abgekochten Blätter traditionell für Umschläge und Kompressen gegen Arthritis und Rheuma verwendet. Brunnenkresse enthält einen erstaunlich hohen Anteil von natürlichen Antibiotika.

Alte magische Eigenschaften

Johann Baptist van Helmont (1579-1644) verwendete Brunnenkresse bei der Behandlung von "Zauberkrankheiten", die die Lebensgeister störten. Die Pflanze war auch Bestandteil der mittelalterlichen Hexensalben, sie gibt Schutz.

Typ	Form	Verwendung
Winter	Kräuteressenz	Tagescreme

Calendula

calendula officinalis

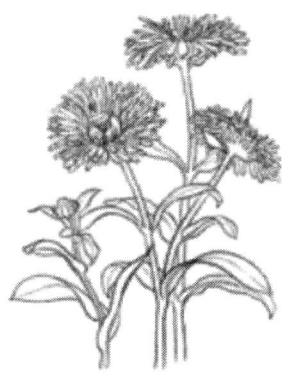

Die Ringelblume gibt es schon seit dem Mittelalter in europäischen Gärten. Sie ist ein Heilmittel gegen Hautverletzungen, Akne, Ekzemen und Schuppenflechte, hat pilztötende Eigenschaften und kann auch gegen Krampfadern eingesetzt werden. In der Kosmetik dient sie zur Teintverfeinerung.

Alte magische Eigenschaften

Calendulablüten unter dem Bett behüten den Schlaf und bringen prophetische Träume. Tut man sie ins Badewasser, helfen sie, den Respekt und die Bewunderung von anderen zu gewinnen.

Typ	Form	Verwendung
Sommer	Kräuteressenz	Nachtcreme

Dill

anethum graveolens

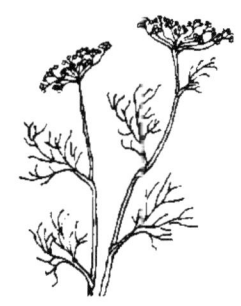

Die hauptsächliche Nutzung von Dill ist heute in der Nahrungszubereitung. Seine Heilkräfte wurden früher hoch geschätzt, Dill wurde gegen Husten, Kopfschmerzen und zur Salbenherstellung benutzt. Dill beruhigt die Nerven und fördert den Stoffwechsel.

Alte magische Eigenschaften

Dill soll vor Gewitter und vor bösen Hexen schützen. Man kann Dill auch über die Haustür hängen, dann sorgt er dafür, dass niemand, der es böse meint, das Haus betritt. Als Badezusatz soll Dill unwiderstehlich machen.

Am Hochzeitstag sollte die Frau Senf- und Dillsamen auf die Sachen des Mannes streuen und dazu sprechen: "Ich hab' Senf und Dill, mein Mann muß tun, was ich will".

Typ	Form	Verwendung
Sommer	Kräuteressenz	Nachtcreme

Distel

carthamus tinctorius

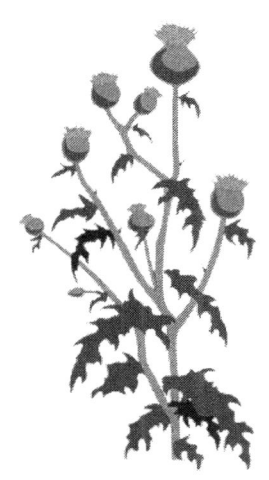

Distelöl wird aus den Samen der aus Ägypten stammenden Pflanze kaltgepreßt und ist ein dünnflüssiges Öl mit leicht nussigem Geruch.

Distel Öl enthält sehr viel essentielle, mehrfach ungesättigte Fettsäuren, ist also ein hervorragendes Antioxydans. Kosmetisch wird es in Präparaten zur Hautberuhigung verwendet.

Alte magische Eigenschaften

Distel schützt vor Bösem und vor Flüchen, sie heilt und macht aufnahmefähig für geistige Dinge.

Typ	Form	Verwendung
Herbst	Öl	Tagescreme, Nachtcreme

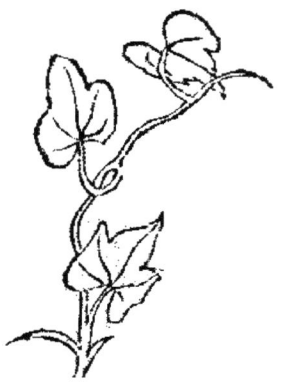

Efeu

hedera helix

Efeu (giftig, nur äußerlich anwenden!) ist botanisch ein entfernter Verwandter von Ginseng. Seine Heilkräfte waren schon im Altertum bekannt und er spielte in Ägypten bei Kulthandlungen eine große Rolle, er war Osiris und in Griechenland Dionysos geweiht. Mittels Efeublättern kann man verhornte Hautschichten aufweichen.

Alte magische Eigenschaften

Wenn Kinder einen Efeukranz tragen, sind sie gegen Verhexung geschützt. Die Beeren werden als Räucherung zur Geisterbeschwörung benutzt.

Typ	Form	Verwendung
Winter	Kräuteressenz	Maske

Gänseblümchen

bellis perennis

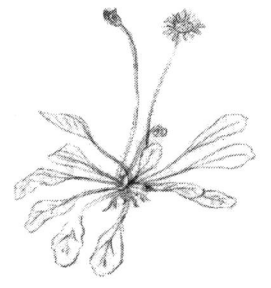

Das Gänseblümchen wurde schon immer zur Wundheilung benutzt. Es verfügt über adstringierende und entschleimende Wirkung. Kalte Umschläge mit Gänseblümchenextrakten lindern Hautentzündungen und helfen bei Blutergüssen, Akne und Ausschlägen. Gänseblümchen wirkt ähnlich wie Arnika.

Alte magische Eigenschaften

Gänseblümchen unter dem Kopfkissen bringen dir den Liebsten herbei, und Gänseblümchen als Kranz oder um den Hals getragen machen liebenswert.

Typ	Form	Verwendung
Winter	Kräuteressenz	Nachtcreme, Maske

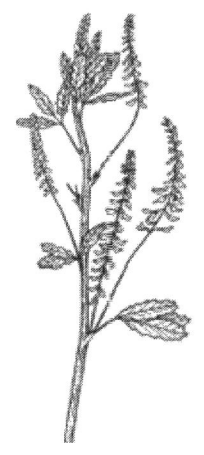

Gelber Steinklee

melilotus officinalis

Der gelbe Steinklee wirkt zugleich erweichend und zusammenziehend. Deshalb wird er in der Volksheilkunde sind Jahrhunderten gegen Schmerzen und Schweregefühl in den Beinen, Juckreiz und Schwellungen eingesetzt. In Salben und Umschlägen wirkt er ganz ausgezeichnet bei Prellungen, Verstauchungen und oberflächlichen Blutergüssen.

Alte magische Eigenschaften

Rauch des gelben Steinklees reinigt von üblen Verwünschungen, Steinklee im Schuh getragen verhindert, daß die Füße müde werden.

Typ	Form	Verwendung
Sommer	Kräuteressenz	Masken, Nachtcreme

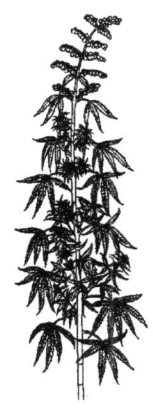

Hanf

cannabis sativa

Das aus den Samen gewon-
nene Öl wird von allen Hauttypen sehr gut vertragen.

Hanföl hat mit über 80 % einen
sehr hohen Gehalt an essen-
tiellen Fettsäuren und enthält
zudem die lebenswichtige Li-
nolsäure. Beide Inhaltsstoffe
stärken nicht nur das Immun-
system, sondern sind auch für
die Hautpflege sehr von Vorteil. Das Fettsäure-
spektrum von Hanföl ähnelt dem der menschlichen Haut, so daß nur selten negative Hautreak-
tionen bei der Anwendung auftreten, sondern
das hautähnliche Spektrum führt bald zu einer
Besserung der Hautstruktur.

Alte magische Eigenschaften

In China wurden aus Hanffasern Schlangen her-
gestellt, die man gegen das Bett von Kranken
schlug, um böse Geister auszutreiben.

Typ	Form	Verwendung
Neutral	Öl	Tagescreme, Nachtcreme

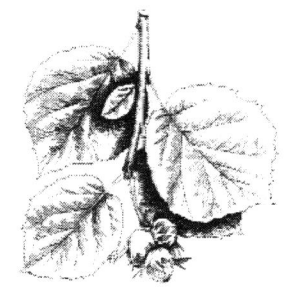

Haselnuß

corylus avellana

Haselnußöl (kaltgepreßt) enthält neben Vitaminen eine Vielzahl von Mineralien und Proteinen.

Es wirkt leicht adstringierend und straffend. Haselnußöl unterstützt die Zellneubildung, kräftigt die Kapillargefäße, fördert die Durchblutung und hilft, die Elastizität der Haut zu erhalten. Haselnußöl ist ein gutes Basisöl.

Alte magische Eigenschaften

Die Verwendung des Haselstrauchs ist vielfältig. Die Nüsse sollen Weisheit und Fruchtbarkeit bringen, aus den Zweigen macht man Zauberstäbe und Wünschelruten, und Haselblätter bringen Schutz.

Typ	Form	Verwendung
Sommer	Öl	Tagescreme, Nachtcreme

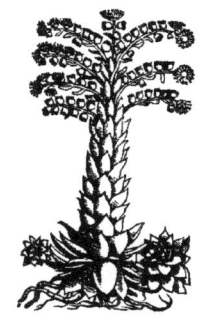

Hauswurz

sempervivum tectorum

Hauswurz ist heute eine beliebte Zierpflanze. Die frühere Nutzung als Heilpflanze ist fast völlig in Vergessenheit geraten. Anwendungsbereiche sind Wunden, Entzündungen, Hautallergien, Herpes, Sonnenbrand, Insektenbisse. Hauswurz eignet sich hervorragend in Kosmetika für Problemhaut.

Alte magische Eigenschaften

Die Hauswurz, auch Dachwurz genannt, galt im Mittelalter als Schutz vor Unwetter, insbesondere Blitzeinschlag. In der Landgüterverordnung von Karl dem Großen wurde gefordert, sie auf jedes Dach zu pflanzen. Das frische Kraut in der Tasche getragen soll liebenswert machen.

Typ	Form	Verwendung
Frühling	Kräuteressenz	Tagescreme

Heilziest

betonica officinalis

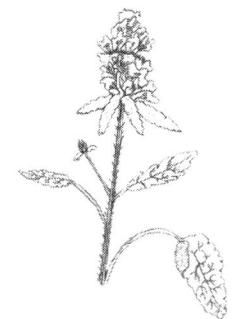

Heilziest war früher eine der beliebtesten und weitverbreiteten Heilpflanzen. Heute ist ihr Gebrauch fast völlig in Vergessenheit geraten. Heilziest hat hervorragende Eigenschaften in der Wundheilung und kann viel Erleichterung bei Kopfschmerzen und Neuralgien bieten. Frischgepreßte Blätter von Heilziest können als Ersatz für eine Zugsalbe benutzt werden, um Splitter aus kleinen Wunden zu ziehen. In der Kosmetik hat sie hervorragende Wirkung bei der Behandlung von Akne und Hautunreinheiten.

Alte magische Eigenschaften

Eine alte Sage erzählt, daß Schlangen sich gegenseitig umbringen, wenn man sie in einen Ring aus Heilziest setzt, und es wird auch erzählt, daß Hirsche, die von einem Pfeil verwundet wurden, Heilziest fressen.

Typ	Form	Verwendung
Herbst	Kräuteressenz	Nachtcreme

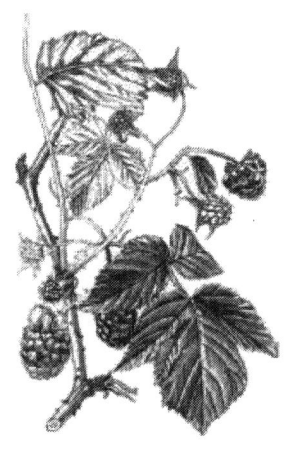

Himbeere

rubus idaeus

Seit alters her werden die Blätter der wilden Himbeere zur Förderung des Stoffwechsels eingesetzt, da sie Gerbstoffe, Pektin, Vitamin C und organische Säuren enthalten. Frische Himbeeren wirken fiebersenkend und als Maske reinigen und beruhigen sie die Haut.

Alte magische Eigenschaften

An der Haustür aufgehängte Himbeerzweige sollen böse Geister draußen halten. Frische Himbeeren sollen Liebe erregen.

Typ	Form	Verwendung
Winter	Frische Früchte	Maske

53

Kalmus

acorus calamus

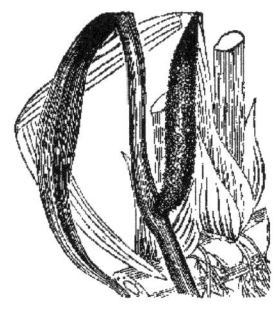

Der Leibarzt von Kaiser Ferdinand I. führte den seit Jahrtausenden in Ägypten bekannten Kalmus aus Konstantinopel ein, wo er im Harem u.a. dem Erhalt der Potenz des Sultans diente. Die uralte Heilpflanze, bereits in altpersischen Schriften und in der Veda erwähnt, ist ein gutes Mittel gegen Magen/Darm- und Gallebeschwerden, regt an und stärkt, und wirkt gegen Osteoporose. Kosmetisch setzt man Kalmus gegen Hautausschläge ein, er regt die Durchblutung der Haut an.

Alte magische Eigenschaften

Kleine Stückchen der Kalmuswurzel in der Küche verteilt schützen vor Hunger und Armut. Die Kerne an einer Kette um den Hals getragen halten gesund.

Typ	Form	Verwendung
ganzjährig	Öl	Nachtcreme

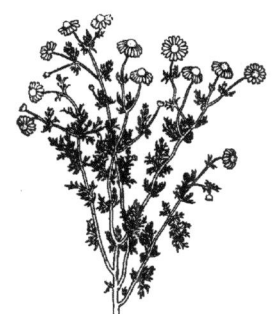

Kamille

chamomilla recutita

Kamille kann in ihrer Verwendung in der Volksheilkunde als universell einsetzbares Heilmittel angesehen werden.

Anwendungsmöglichkeiten sind Hautentzündungen, Geschwüre, feuchte, entzündliche, juckende Ekzeme, entzündliche Haut, Akne, aber auch trockene, rissige Haut.

Alte magische Eigenschaften

Kamille gilt als anziehend für Reichtum, und wenn man beim Glückspiel gewinnen will, soll man sich vor dem Spiel die Hände mit Kamillentee waschen.

Streut man Kamille rund ums Haus, werden Flüche und Verwünschungen unwirksam.

Typ	Form	Verwendung
Winter	Essenz	Nachtcreme

Karotte

daucus carota

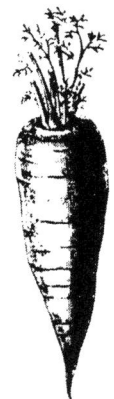

Karottenöl ist ein hochwertiger Provitamin-A-Träger. Vitamin A bzw. sein Provitamin, das Carotin, ist für die Haut zur Aufrechterhaltung des Stoffwechsels unentbehrlich. Kosmetisch äußert sich Vitamin A - Mangel in Verhornung, Austrocknung, Abschuppung der Haut, stärkerer Faltenbildung sowie in Fehlfunktionen der Talg- und Schweißdrüsen. Vitamin A beschleunigt die Bildung neuer Zellen, es schützt die äußeren Deckschichten der Haut und wirkt gegen Verhornungen der Haut. Vitamin A reguliert die Tag- und Schweißdrüsenfunktion, wodurch die Haut vor dem schuppig werden geschützt wird.

Alte magische Eigenschaften

Karotten gelten als fördernd für Lust, Fruchtbarkeit und Potenz.

Typ	Form	Verwendung
Winter	Öl	Nachtcreme

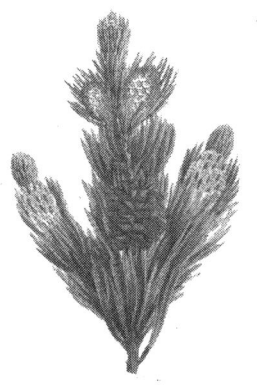

Latschenkiefer

pinus mugo

Latschenkiefernöl wirkt antiseptisch, und keimtötend, es lindert und verhindert Entzündungen, fördert die Durchblutung.

Latschenkiefernöl wird gern bei schmerzlindernden und heilenden Massagen und Einreibungen bei Durchblutungsstörungen verwendet. In Gesichtswasser wirkt es erfrischend und desinfizierend.

Alte magische Eigenschaften

Ein Kiefernzapfen an Mittsommer gepflückt hat besondere magische Eigenschaften. Ißt man einen Kern aus diesem Zapfen jeden Tag, ist man für Pfeile und Kugeln unverwundbar.

Typ	Form	Verwendung
Sommer	Öl	Gesichtswasser, Tagescreme

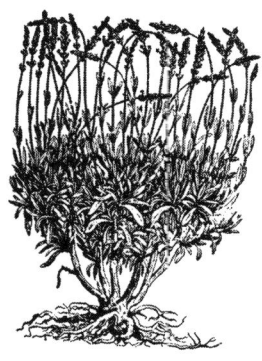

Lavendel
lavandula officinalis

Lavendelöl ist schmerzlindernd, antiseptisch, antibakteriell, blutdrucksenkend, harmonisierend, krampflösend, wundheilend, verdauungsfördernd, hautpflegend, insektenabweisend und noch mehr. Die für Kosmetika interessantesten Anwendungen dürften Cremes gegen Akne und gegen Sonnenbrand sein, von der Verwendung als Duftstoff einmal abgesehen.

Alte magische Eigenschaften

Lavendel soll Frauen davor bewahren, von ihrem Ehemann geprügelt zu werden, soll Ruhe und Frieden bringen, anziehend machen und vor dem bösen Blick schützen.

Typ	Form	Verwendung
Herbst	Öl	Nachtcreme, Tagescreme, Aftersunlotion

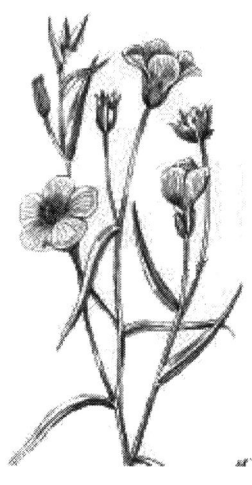

Lein

linum usitatissimum

Lein, oder Flachs, war früher der teutonischen Göttin Hulda gewidmet, die den Sterblichen den Flachsanbau und das Spinnen und Weben des Leins zu Leinen beigebracht hatte.

Öl aus Samen des Leins enthält Glyzeride der Linol-, Linolen-, Stearin- und Ölsäure. Leinöl ist gut bei Verbrennungen, Entzündungen, rheumatischen Schmerzen und Geschwüren.

Alte magische Eigenschaften

Damit ein Kind schön wird, soll man es im Alter von sieben Jahren zwischen Leinpflanzen tanzen lassen. Ein um die Hüfte gebundener Leinzweig soll gegen Ischias helfen.

Typ	Form	Verwendung
Herbst	Öl, Brei aus Samen	Nachtcreme, Maske

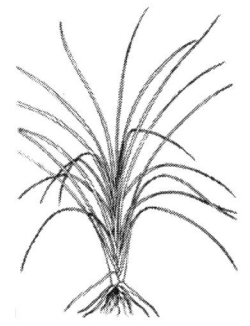

Lemongrass

cymbopogon flexuosus

Das Gras wirkt stark antiseptisch und bakterizid,
stärkt die Blutgefäße und
Gefäßwände und dient zur
Vorbeugung gegen
Krampfadern. Es bewährt
sich bei Quetschungen und blauen Flecken.
Lemongras in Gesichtswasser oder Cremes reinigt, tonisiert und verbessert fette Haut mit gro-
ßen Poren. Die regelmäßige Anwendung ent-
wässert durch Anregung des Lymphflusses, es
hilft bei Wasseransammlung im Gewebe und hat
so eine straffende Wirkung auf die Haut. Lemongras kann empfindliche Haut reizen. Aus
diesem Grund sollte es nie pur auf die Haut aufgetragen werden.

Alte magische Eigenschaften

Lemongrass um das Haus herum angepflanzt
schreckt Schlangen ab.

Typ	Form	Verwendung
Ganzjährig	Öl	Gesichtswasser, Nachtcreme

60

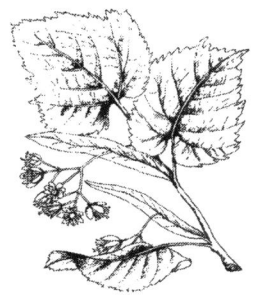

Linde

tilia platyphyllos

Die Linde ist von altersher für ihre Heilkraft bekannt. Lindenblütentee ist ein uraltes Heilmittel. Lindenblüten wirken schweißtreibend, fördern den Stoffwechsel und beruhigen. Sie bieten aus einen gewissen Sonnenschutz und allgemeinen Schutz für die Haut gegen Gifte.

Alte magische Eigenschaften

Lindenzweige über der Tür bringen Schutz, Rinde des Lindenbaums in der Tasche getragen soll vor Vergiftung schützen, und die Blätter und Blüten unter dem Kopfkissen sollten ruhigen, tiefen Schlaf bringen.

Typ	Form	Verwendung
Sommer	Kräuteressenz	Tagescreme

Mandel

prunus dulcis

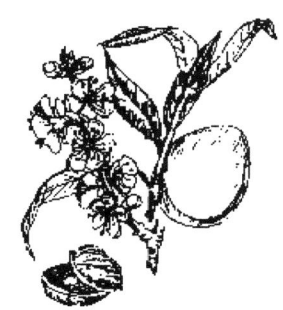

Mandelöl gehört zu den klassischen Kosmetikölen, die schon im Altertum Verwendung fanden.

Mandelöl ist sehr mild und gibt ein schönes, weiches Haut-gefühl. Es eignet sich als Basisöl für alle Hauttypen, bietet sehr gute Gleiteigenschaften und wird nur langsam von der Haut aufgenommen. Bevorzugte Anwendungsgebiete Ekzeme, Hautjucken, entzündete und trockene Haut.

Alte magische Eigenschaften

Mandeln bringen Erfolg und Reichtum, geben Weisheit. Fünf Mandeln in der Tasche machen Schatzsucher erfolgreich.

Typ	Form	Verwendung
Frühling	Öl	Tagescreme, Nachtcreme

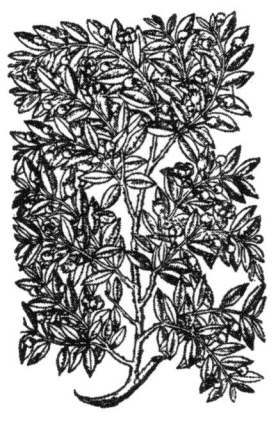

Myrthe

myrtus communis

Myrtenöl wirkt, antiseptisch, krampflösend, schmerzstillend, regt den Stoffwechsel an. Ihre Dermatologische Wirkung ist adstringierend, tonisierend, desodorierend.

In der Kosmetik wird Myrthenöl am Besten bei fetter und entzündeter Haut, sowie zur Reinigung bei Akne und als natürliches Deodorant angewandt.

Alte magische Eigenschaften

Ein Myrthenzweig, den man bei sich trägt, erhält die Jugend. Eine Myrthenpflanze auf der Fensterbank hält Frieden und Liebe im Haus.

Typ	Form	Verwendung
Winter	Öl, Kräuteressenz	Gesichtswasser, Nachtcreme

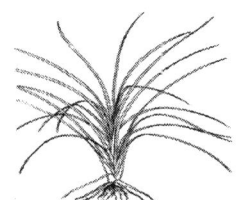

Palmarosa

cymbopogon martinii

Körperliche Wirkungen: entspannend, krampflösend, antiseptisch, aphrodisierend, zellregenerierend, regulierend auf die Talgproduktion. Besonders wirksam ist Palmarosaöl bei Pilzerkrankungen, denn es bekämpft den Pilz und vernichtet die Pilzsporen. Palmarosa kann bei allen Hauttypen angewendet werden, da es viele Hautfunktionen positiv beeinflußt. Besonders hilfreich ist das Öl bei empfindlicher und zarter Haut, ebenso für die "Streßhaut', die schnell zu Rötungen und Reizungen neigt, sowie zur allgemeinen Pflege von fetter, unreiner und Mischhaut. Die Regeneration der Hautzellen wird unterstützt und das Nervensystem der Haut beruhigt. Bei einer regelmäßigen Pflege mit Palmarosa wird die Haut robuster und widerstandsfähiger.

Alte magische Eigenschaften

Trägt man ein Palmarosablatt bei sich, wird man stark, widerstandsfähig und fruchtbar.

Typ	Form	Verwendung
ganzjährig	Öl	Nachtcreme

Pfennigkraut

lysimachia nummularis

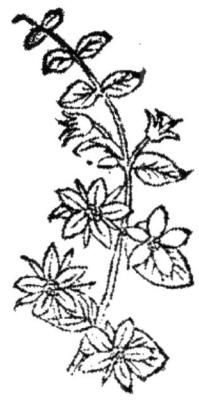

Die Blätter des Pfennig-
krauts wirken adstringierend
und antibakteriell. Sie enthalten Gerbstoffe und Kiesel-
säure. Früher wurde Pfen-
nigkraut in Waschungen und
Kompressen für schlecht
heilende Wunden und Haut-
ausschlägen verwendet. Es
wirkt erweichend auf die
Haut und macht sie geschmeidig.

Alte magische Eigenschaften

Die Pflanze wurde früher auch "Serpentaria" genannt, da man glaubte, Schlangen würden sich in
den Blättern dieser Pflanze wälzen, wenn sie
verletzt waren.

Typ	Form	Verwendung
Sommer	Kräuteressenz	Nachtcreme, Maske

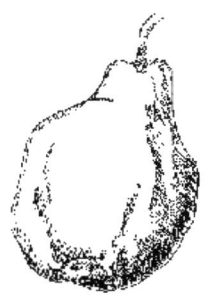

Quitte
cydonia oblonga

Bei der Quitte werden Samen und Fruchtfleisch verwendet. Ein Brei aus den frischen Früchten ist eine ausgezeichnete Maske, durch die eine strapazierte, schuppige Haut aufgeweicht und beruhigt wird. Bereitet man einen Brei aus den stärker wirkenden, zerstoßenen Samen, kann man damit Umschläge für rissige Hände oder sogar Gelenkschmerzen machen.

Alte magische Eigenschaften

Trägt man Quittensamen mit sich ist man vor Unfällen, Verletzungen und Bösem geschützt. Bei den Römern teilte sich das Brautpaar eine Quitte, um zukünftiges Glück zu sichern.

Typ	Form	Verwendung
Frühling	Früchtebrei	Maske

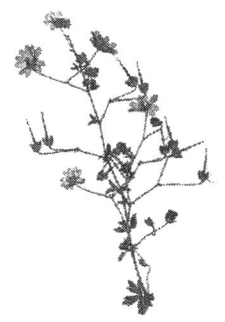

Ruprechtskraut

geranium robertianum

Ruprechtskraut, auch Storchenschnabel genannt, hat eine gute adstringierende Wirkung und regt dem Lymphfluß an. Es ist schon seit der Antike als Wundheilmittel berühmt. In einem alten Kräuterbuch ist zu lesen: „...das Ruprechtskraut ist ein berühmbdes Wundtkraut/ das nicht allein zu Wunden/ sonder auch zu alten Schäden nützlich mag gebraucht werden/ nicht allein die blutenden Wunden zu stillen/ dieselben zuhefften unnd zuheylen/ sondern auch die alten Schäden zu seubern/ zu reynigen unnd zu heylen..."

Alte magische Eigenschaften

Storchenschnabel rund ums Haus gepflanzt hält Übel draußen. In einem Säckchen getragen macht er mutig, schön und anziehend.

Typ	Form	Verwendung
Frühling	Kräuteressenz	Tagescreme, Gesichtswasser

Sandelholz

santalum album

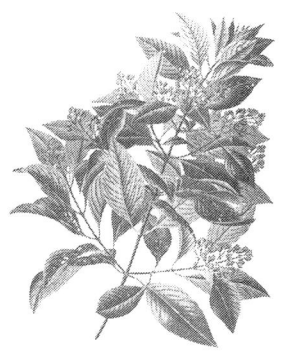

Sandelholz spielt in Indien seit tausenden von Jahren eine herausragende Rolle in der hinduistischen Religion. Körperlich wirkt es antiseptisch, tonisierend, bakterizid und entzündungshemmend. Sandelholzöl ist hilfreich als Zusatz in Hautpflegeprodukten für trockene, entzündete, juckende Haut, es wirkt gut bei Akne und Ekzemen.

Alte magische Eigenschaften

Sandelholzpulver wird überall da verstreut, wo Negatives vertrieben werden soll.

Typ	Form	Verwendung
Frühling	Öl	Nachtcreme

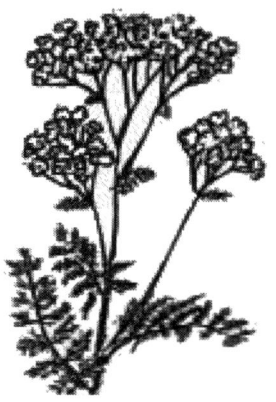

Schafgarbe

achillea millefolium

Schon seit dem Altertum hat die Schafgarbe ihren festen Platz unter den Heilmitteln, sie ist z.B. bei den Römern oder auch bei Hildegard von Bingen als Heilmittel bekannt. Sie wird verwendet zur äußerlichen Anwendung bei schlecht heilenden und/oder eiternden Wunden, Geschwüren und Blutergüssen, sie gilt als blutreinigend, blutstillend und entzündungshemmend.

Alte magische Eigenschaften

Schafgarbe macht anziehend, bringt Freundschaft, und befreit von Negativem.

Typ	Form	Verwendung
Winter	Kräuteressenz	Nachtcreme, Gesichtswasser

Schlangenknöterich

polygonum bistorta

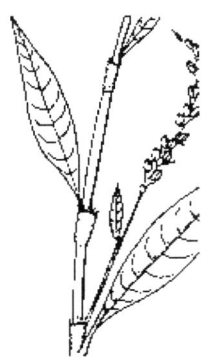

Schlangenknöterich wirkt von allen Arzneipflanzen am stärksten adstringierend und wird zum Zusammenziehen von Geweben und zum Stillen von internen und externen Blutungen eingesetzt. Die Heilkraft des Wiesenknöterich ist schon in der Antike bekannt gewesen und wurde im Mittelalter gern genutzt: "Die Blätter sind bequeme in die frische Wunden zu legen an statt der Leynen weychen Tüchlin."

Alte magische Eigenschaften

Bei Dioskorides ist zu lesen, dass die Wurzeln mit Wein getrunken Männern "machen ein begierdt zur Unkeuschheit." Frauen als Zäpfchen verabreicht, ziehen sie "die Frucht auß Mutter Leib".

Typ	Form	Verwendung
Herbst	Kräuteressenz	Gesichtswasser, Nachtcreme

Schwarzkümmel

nigella sativa

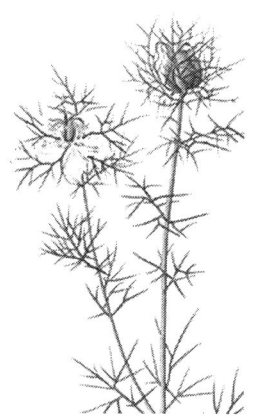

Das uralte, seit Jahrtausenden erprobte Öl der Schwarzkümmelpflanze ist ein echtes Allheilmittel. Dem Öl werden stark antibakterielle und antimykotische Wirkungen bescheinigt. Es wirkt entzündlichen und allergischen Prozessen entgegen und hilft bei Hauterkrankungen wie Neurodermitis, Psoriasis und Akne. Ein Brei aus Schwarzkümmelsamen wurde seit dem Mittelalter auch zur Beseitigung von Fältchen und Krähenfüßen verwendet.

Alte magische Eigenschaften

Ein altes Kräuterbuch sagt: „Nardensamen auff ein Glut gelegt/ und den Laum zu sich durch ein Trechter in die Mutter empfangen/ treibet fort das Bürdlein."

Typ	Form	Verwendung
Herbst	Öl	Nachtcreme, Maske

71

Schwertlilie

iris germanica

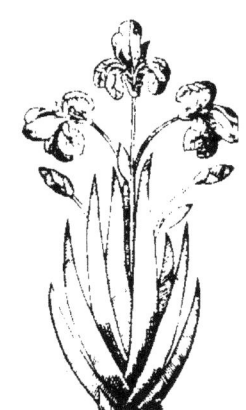

Die Schwertlilie war schon dem griechischen Heilkundigen Dioskurides bekannt, der schrieb: „äußerlich bei tiefen Wunden und Geschwüren, die sie mit neuem Fleisch füllt". Heute verwendet man die Pflanze hauptsächlich zur Verbesserung des Dufts von Kosmetika, da sie während des Trockenvorgangs einen veilchenartigen Geruch entwickelt.

Alte magische Eigenschaften

Die Schwertlilien sind in der Mythologie die Pflanzen der griechischen Götterbotin Iris, deren Aufgabe es war, die Seelen der Sterblichen entlang der Bahn des glänzenden Regenbogens in das Land des ewigen Friedens zu geleiten.

Typ	Form	Verwendung
Herbst	Kräuteressenz	Tagescreme, Nachtcreme

72

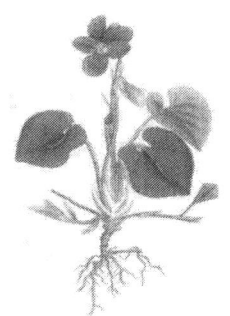

Veilchen

viola odorata

Schon Hippokrates verwendete Veilchenblüten gegen Sehstörungen. Hildegard von Bingen verordnete Veilchensaft in Kombination mit anderen Drogen äußerlich gegen Augenerkrankungen wie Trübsichtigkeit, Sehschwäche, Augenentzündungen und Augenbrennen. Lonicerus riet: „VIOLENWASSER in die Ohren geträuft, damit gewaschen oder ein damit getränktes Tüchlein übergelegt, vertreibt das Sausen und Singen in den Ohren *(Tinnitus)*. In die Augen getan, bringt es das verlorenen Gesicht wieder. Äußerlich gebraucht man es überdies noch bei Verhärtungen, Verrenkungen, Quetschungen sowie gegen Augenerkrankungen und Augenliderkrankungen.

Alte magische Eigenschaften

Beim Pflücken des ersten Veilchens des Jahres soll man einen Wunsch sagen, der erfüllt sich dann.

Typ	Form	Verwendung
Herbst	Öl, Essenz	Augencreme

Weihrauch

boswellia serrata

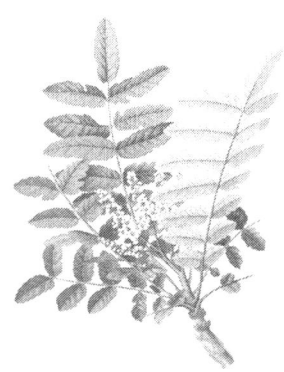

Die Ägypter verwandten Weihrauch zum Einbalsamieren, als Räuchermittel und zu reinigenden (desinfizierenden) Zwecken. Als Salbe wurde "Guggul" (alter Sanskritname der Pflanze) bei Entzündungen, Knochenbrüchen, Drüsenschwellungen und Geschwüren aufgetragen. Als Kosmetikum hat sich Weihrauch besonders bei alternder Haut bewährt. Er belebt, gibt schlaffer Gesichtshaut Spannkraft zurück und verzögert die Faltenbildung, wirkt gegen Akne und verhindert, dass Narben zurückbleiben.

Alte magische Eigenschaften

Weihrauch wurde seit jeher zur Vertreibung böser Geister verwendet.

Typ	Form	Verwendung
Winter	Öl	Tagescreme, Nachtcreme

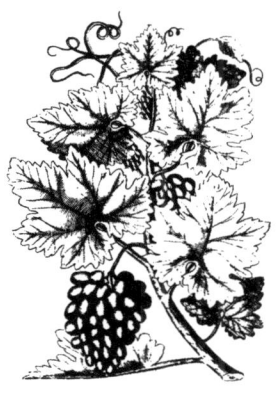

Wein

vitis vinifera

Traubenkernöl wird aus den Kernen der Weintrauben kaltgepreßt und enthält neben wertvollen Fettsäuren verschiedene Vitamine (hoher Gehalt an Vitamin E), Procyanidin, Lecithin und Mineralien. Das Flavon Procyanidin ist nach neuesten medizinischen Forschungen das stärkste bekannte Antioxidans, das der Zerstörung von Körperzellen durch freie Radikale entgegen wirken kann. Traubenkernöl ist ein hervorragendes Mittel für die Pflege und Heilung der Haut.

Alte magische Eigenschaften

Das Essen von Trauben soll reich und schön machen, die Kraft des Geistes erhöhen und Fruchtbarkeit bringen.

Typ	Form	Verwendung
Ganzjährig	Öl	Tagescreme, Nachtcreme

Wildrose

rosa canina

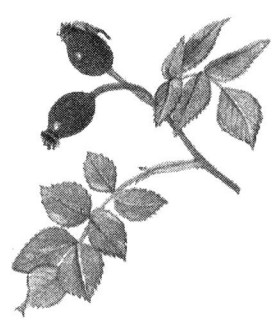

Wildrosenöl wird aus den Früchten (Kernen) kalt- gepreßt und ist farb-, geruch- und geschmack- los. Es ist antiallergen und wird bei trockener, rissiger Haut, Altersflek- ken, Narben, sowie zur Behandlung nach Verbrennungen angewendet. Wildrosenöl ist gut als Öl bei sehr trockener und bei Altershaut. Nicht geeignet für fette Haut!

Alte magische Eigenschaften

Blütenblätter von Wildrosen wirken als Beigabe zu anderen Kräutern bei Liebeszauber.

Typ	Form	Verwendung
Frühling	Öl	Nachtcreme

Die Rezepte

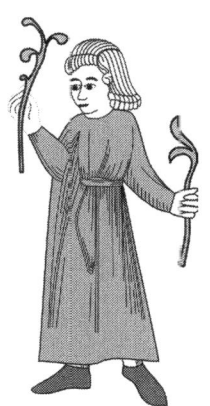

Allgemeines zum Umgang mit Kräutern

Ich will alles, und das sofort...

Das Prinzip „Viel hilft viel" gilt **nicht** im Umgang mit Kräutern!

Betrachtet man, wie mühsam in der Vergangenheit die Herstellung von Kräuteressenzen und besonders von Ölen war, kann man sich gut vorstellen, dass der Umgang mit ihnen nicht von jener Leichtigkeit geprägt war, wie er in der heutigen Konsumgesellschaft stattfindet.

Genau deshalb ist im Umgang mit Kräuterkosmetik Vorsicht geboten. Häufig reicht ein Tropfen einer Essenz oder eines Öls völlig aus, um die gewünschte Wirkung zu erzielen; nähme man mehr, könnte der Haut Schaden zugefügt werden.

Ein weiterer, wichtiger Aspekt ist der Zeitfaktor. Erwarten Sie nicht, innerhalb von Tagen einen „umwerfenden" Effekt. Ebenso wenig, wie Ihre Haut quasi über Nacht in den Zustand geraten konnte, in dem sie jetzt ist, kann dieser Zustand über Nacht verändert werden.

Die Selbstheilungskräfte unserer Haut sind erstaunlich, aber es braucht Zeit. Mit den richtigen Präparaten sind erstaunliche Effekte zu erzielen, aber es geht eben nicht von heute auf morgen.

Peelings und Masken allein für sich können zum Beispiel kurzfristig auch bei einer geschädigten Haut einen wundervollen Teint erzielen, doch nach ein paar Stunden ist diese Wirkung verflogen.

Für eine langfristige Reparatur und Heilung jedoch ist eine regelmäßige Pflege über einen längeren Zeitraum hinweg nötig. Die Faustregel ist, je stärker die Haut durch Lebensweise, Umwelt und alter in Mitleidenschaft gezogen wurde, desto länger braucht sie für die Regeneration.

Warnung!

Und noch etwas: viele der in diesem Buch beschriebenen Kräuter sind auch innerlich, etwa als Tee, verwendbar und als Heilkräuter seit Urzeiten geschätzt. Diese Verwendung ist allerdings nicht ohne Gefahr, da es sich hier um MEDIKAMENTE handelt. Also bitte <u>überlassen Sie diese Anwendungen Ihrem Arzt, Heilpraktiker oder Apotheker</u> !

Die Rezepte in diesem Buch sind alle über mehr als zehn Jahre hindurch ausprobiert und getestet worden und wurden so erstellt, dass man die Cremes und Masken sogar ohne gesundheitliche Beeinträchtigungen essen könnte. (Einige Masken schmecken übrigens ausgezeichnet.)

Für mehr Informationen über Wirkungsweise auf die Haut, genauere Beschreibungen der Inhaltsstoffe wie Konsistenzgeber und Emulgatoren sollte man die hervorragenden Bücher von **Jean Pütz** und **Christine Niklas** (siehe Literaturliste im Anhang) lesen, in denen auch eine Vielzahl von Rezepten und Tipps zu finden sind, die über den Rahmen von „Hexenkosmetik" weit hinausgehen.

Gesichtswasser

Gesichtswasser hat drei Funktionen: Erfrischung, Reinigung und Schutz.

Die Rolle der Erfrischung – besonders am Morgen – kann auch kaltes Wasser einnehmen. Allerdings kann klares Wasser keine fettigen Substanzen von der Haut entfernen, dafür sorgt beim Gesichtswasser am besten Alkohol.

Kräutersubstanzen, die man dem Gesichtswasser beigibt, haben im Allgemeinen die Aufgabe, die Poren zu schließen, damit keine schädlichen Partikel eindringen können. Dies gilt aber nur für den Morgen, denn abends ist es ja ausdrücklich erwünscht, dass pflegende und heilende Substanzen in die Haut eindringen. (Siehe das Kapitel über den Tageslauf der Haut.)

Idealerweise benutzt man also für morgens und abends nicht das gleiche Gesichtswasser.

Tagescreme

Tagescreme hat vor allem die Funktion des Schutzes des Haut.

Gerade die Haut von Gesicht, Hals und Händen ist tagsüber einem regelrechten Trommelfeuer von „feindlichen Angriffen" ausgesetzt. Ruß-, Staub-, und andere Schmutzpartikel dringen auf sie ein, UV-Strahlung, freie Radikale und so weiter führen dazu, dass der Alterungsprozeß der Haut unnötig beschleunigt wird.

Bei der Komposition der Tagescreme ist es also wichtig, vor allem die Schutzwirkung zu berücksichtigen.

Auch andere Faktoren wie Klima, Hauttyp und Alter spielen mit. Im Winter bei Frost, Eis, Schnee oder auch Regen sind die Belastungen der Haut andere, als im Sommer bei starker Sonne, hohen Temperaturen und langanhaltender Trockenheit.

Das Geheimnis einer gesunden Haut liegt also nicht zuletzt in der Flexibilität bei der Zusammenstellung der Tagescreme.

Nachtcreme

Nachtcreme hat die Funktion, die Haut bei ihren Reparatur- und Wartungsarbeiten zu unterstützen.

Bei der Zusammenstellung der Substanzen für eine Nachtcreme, die auch dann tatsächlich tut, was man von ihr erwartet, sollte man größte Sorgfalt walten lassen. Öl sollte nicht zu zähflüssig sein, Kräuteressenzen sollten nicht adstringierend wirken, desinfizierende Bestandteile sind nicht unbedingt nötig.

Dafür muss besonderer Wert auf Heilkraft gelegt werden, und – im Falle von alternder Haut – auf einen tonisierenden Effekt. Bei Aknehaut ist eine narbenheilende Substanz wichtig.

Peeling

Peelings dienen dazu, abgestorbene, verhornte Hautpartikel aufzuweichen und von der Hautoberfläche zu entfernen.

Bei robuster Haut ist es durchaus angesagt, Mandelkleie oder gar Seesandmandelkleie zu verwenden, um unerwünschte Partikel abzurubbeln.

Ist die Haut jedoch empfindlich oder durch Klima bzw. Alter bereits strapaziert, ist es besser, man verwendet sanftere Materialien, die erst die Haut aufweichen, ehe man die Peelingsubstanz sanft zusammen mit den alten Zellen abwischt.

Masken

Eine Maske hat hauptsächlich den Zweck, die Haut zu beruhigen und für die Aufnahme besonderer Pflegesubstanzen „aufzuschließen".

Eine Maske in der richtigen Zusammensetzung ist für unsere Haut eine Art von Festessen. Und genauso wie ein Festessen für den Magen etwas besonderes ist, bei dem man aufpassen sollte, nicht des Guten zu viel zu tun, ist es auch bei der Haut.

Zusätzlich zum richtigen Trägeröl sollte man keinerlei Substanzen hinzufügen, die in irgendeiner

Form adstringierend wirken, sondern statt dessen Pflanzen auswählen, die in die Haut heilende Substanzen einbringen.

Die nachfolgenden Rezepte sind lediglich als Beispiele gedacht. Sie geben Hinweise und Vorschläge von möglichen Wirkstoffkombinationen, nach denen man „seine" Kosmetik dann selbst zusammenstellen kann.

Gesichtswasser

Frühling

50ml destilliertes Wasser
30ml 95%-iger Alkohol
10 Tropfen Hamameliswasser
5 Tropfen Lemongrass

Sommer

50ml destilliertes Wasser
50ml 95%-iger Alkohol
10 Tropfen Hamameliswasser
5 Tropfen Calendulaextrakt

Herbst

50ml destilliertes Wasser
30ml 95%-iger Alkohol
10 Tropfen Weihrauchöl

Winter

50ml destilliertes Wasser
20ml 95%-iger Alkohol
10 Tropfen Myrthenöl
5 Tropfen Lemongrass

Bei Gesichtswasser reicht es, wenn man die Zutaten zusammengießt und gut durchschüttelt.

Tagescreme

Frühling

20g Mandelöl
15g Wildrosenöl
15g Tegomuls
3g Sheabutter

Sommer

35g Haselnußöl
15g Tegomuls
3g Sheabutter
10 Tropfen LindenblätenKräuteressenz

Herbst

35g Distelöl
15g Tegomuls
3g Sheabutter
5 Tropfen Lavendelöl

Winter

35g Hanföl
15g Tegomuls
3g Sheabutter
5 Tropfen Weihrauchöl
5 Tropfen Myrthenöl

Nachtcreme

Frühling

10g Wildrosenöl
20g Mandelöl
5g Kalmusöl
10 Tropfen Neroli-Öl
3g Sheabutter
15g Tegomuls

Sommer

25g Haselnußöl
10g Beifußöl
10 Tropfen Calendula
3g Sheabutter
15g Tegomuls

Herbst

10g Kalmusöl
10g Distelöl
15g Schwarzkümmelöl
3g Sheabutter
15g Tegomuls

Winter

10g Kalmusöl
25g Hanföl
10 Tropfen Karottenöl
10 Tropfen Weihrauchöl
3g Sheabutter
15g Tegomuls

Cremezubereitung

Zusätzlich zu den Substanzen aus den Rezepten kommt noch destilliertes Wasser im Mischungsverhältnis 1:3, (3 Teile Wasser) für Tegescreme, 1:2, (2 Teile Wasser) für Nachtcreme. *(Sie können natürlich auch mehr Wasser hinzufügen, wenn Sie eine Bodylotion haben möchten.)*

Erhitzen Sie die öligen Bestandteile zusammen mit der Sheabutter und dem Tegomuls auf 70° C im Wasserbad unter Rühren.

Erhitzen Sie das destillierte Wasser ebenfalls auf 70°C.

Rühren Sie das destillierte Wasser in die ölige Flüssigkeit ein und geben Sie die anderen Substanzen hinzu.

Zusätzlich rühren Sie nun noch ca. 3-5g Vitamin E ein, das außer seinen hervorragenden pflegenden Eigenschaften auch noch konservierende Fähigkeiten hat.

Rühren Sie die Creme solange, bis sie eine cremige, gleichmäßige Konsistenz angenommen hat.

Wichtig: Die Creme muß im Kühlschrank aufbewahrt werden und hält sich etwa vier Wochen.

Peeling

Ein wundervolles Peeling, das für alle Jahreszeitentypen geeignet ist, kann man machen, indem man das Gesicht mit Schale einer reifen Papaya einreibt. Der Saft bleibt auf der Haut bis er getrocknet ist, dann wäscht man ihn mit warmem Wasser ab.

Masken

Frühling

Tragen Sie einen Brei aus frischen Quitten auf, lassen Sie ihn antrocknen und waschen ihn danach mit warmem Wasser ab.

Sommer

½ Banane, 2 EL Sahne, 1 gestr. TL Kakao

Breiten Sie einen Brei aus den Zutaten, tragen Sie ihn auf und waschen ihn nach dem Antrocknen mit warmem Wasser ab.

Herbst

2 EL gequollene Leinsamen, 1 EL Borretschöl

Breiten Sie einen Brei aus den Zutaten, tragen Sie ihn auf und waschen ihn nach dem Antrocknen mit warmem Wasser ab.

Winter

50g frische Himbeeren, 2 EL Sahne

Breiten Sie einen Brei aus den Zutaten, tragen Sie ihn auf und waschen ihn nach dem Antrocknen mit warmem Wasser ab.

Das innere Leuchten

Schönheit durch richtige Farbwahl

Genauso wie die richtige Wahl der Kosmetikprä-
parate zu einem besseren Aussehen beiträgt,
sind es natürlich auch die richtigen Farben. Auf
das Thema Farbberatung soll hier nicht näher
eingegangen werden, da es bereits genügend
gute Literatur zu diesem Thema gibt.

Soviel sei aber gesagt: Auch hier gibt es die Ty-
pologie von Frühling, Sommer, Herbst und Winter, und die Wahl der richtigen Farbpalette für die
Kleidung trägt stark dazu bei, jenes Leuchten von
innen herauszubringen, das ein untrennbarer Teil
der Ausstrahlung ist.

Schönheit von innen

Schönheit und Ausstrahlung sind in großem Maße vom emotionalen Zustand bestimmt. Wenn
man sich frisch und ausgeruht fühlt, erfolgreich
ist, sich vielleicht frisch verliebt hat, Streßfaktoren
im Leben weitgehend fehlen, ist man mit seinem
Aussehen gewöhnlich zufrieden. In Zeiten, in
denen vieles schief geht, das Leben ein Chaos
ist, Streß den Tag regiert, wenn man sich müde
und ausgelaugt fühlt, führt der Blick in den Spie-

gel zu einer weiteren Verschlimmerung des Ge-samtbefindens, weil man sich selbst nicht leiden kann – oder noch schlimmer – durch das, was man zu sehen meint, in Angst und Schrecken verfällt.

Ein wichtiger Beitrag zur Ausstrahlung ist also der geistige Zustand. Meditation, autogenes Training, entspannende Gymnastik für den Kör-per können durchaus zu einem besseren Ausse-hen beitragen.

Meditation für Schönheit und Gelassenheit

Diese kleine Meditationsübung hilft dabei, sich gerader zu halten, den inneren Raum zu beruhi-gen und mit der Umgebung mehr im Einklang zu sein.

Sie sollten diese Übung in einem möglichst gro-ßen Raum machen.

Nehmen Sie den Lotussitz ein.

(Wenn Sie damit Schwierigkeiten haben, setzen Sie sich statt dessen aufrecht auf einen Stuhl mit gerader Rückenlehne ohne Armlehnen, die Füße flach auf dem Boden, die Hände ruhen entspannt auf den Knien.)

Blicken Sie gerade aus.

Nun wenden Sie den Kopf nach hinten und lokalisieren an der Decke die beiden oberen Ecken des Raums, die sich hinter Ihnen befinden.

Drehen Die den Kopf wieder so, daß Sie genau geradeaus schauen und schließen Sie die Augen.

Stellen Sie sich nun die beiden hinteren, oberen Ecken des Raums bildlich vor.

Wenn das gelungen ist, (es kann einige Zeit dauern, bis es stabil wird), stellen Sie sich vor, daß diese beiden Ecken von Ihnen festgehalten werden.

Während Sie das tun, müssen Sie jeden anderen Gedanken aus Ihrem Kopf verbannen.

Anfangs wird es etwas mühsam sein, aber mit einigem Training können Sie es leicht auf 10 Minuten bringen.

Diese Übung sollten Sie einmal täglich durchführen.

Literatur

Ganz viele Rezepte und Hintergrundinformationen über Cremes etc. finden Sie bei

Jean Pütz & Christine Niklas, Cremes und sanfte Seifen, Köln 1986

Informationen über Kräuter:

Martin Furlenmeier, Kraft der Heilpflanzen, Zürich 1978

Scott Cunningham, Encyclopedia of Magical Herbs, St.Paul, 2000

Inhalt